DU

RESTRAINT & DU NON-RESTRAINT

EN ANGLETERRE

PUBLICATIONS DU *PROGRÈS MÉDICAL*

DU
RESTRAINT & DU NON-RESTRAINT
EN ANGLETERRE

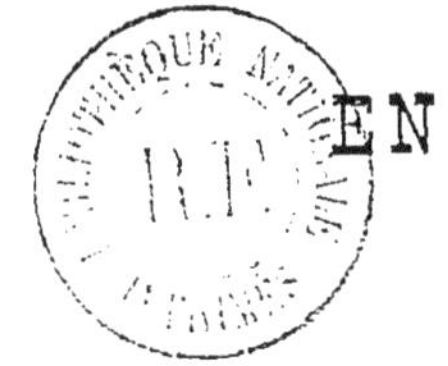

PAR

Le Dr René SEMELAIGNE

Ancien interne en médecine des hôpitaux de Paris, chef de clinique adjoint des maladies mentales.

> Les aliénés, loin d'être des coupables qu'il faut punir, sont des malades dont l'état pénible mérite tous les égards dûs à l'humanité souffrante et dont on doit rechercher par les moyens les plus simples à rétablir la raison égarée.
>
> Philippe PINEL.

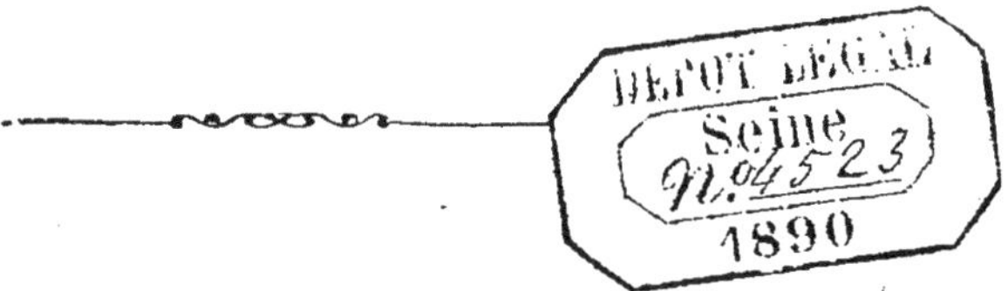

PARIS

Aux Bureaux du PROGR S MÉDICAL
14, rue des Carmes, 14

E. LECROSNIER et BABÉ
LIBRAIRES-ÉDITEURS
Place de l'École-de-Médecine

1890

DU

RESTRAINT & DU NON-RESTRAINT

EN ANGLETERRE

Pendant notre séjour à Londres, il nous a été donné, grâce à la bienveillance si connue du Dr Hack Tuke, de visiter l'asile de Hanwell, qui garde vivace le souvenir de Conolly et où les doctrines de ce grand philanthrope sont appliquées dans toute leur rigueur. Le Dr Alexander, superintendant de l'asile, a bien voulu nous servir de guide et nous initier au mode de traitement en usage. Notre attention se trouvant ainsi attirée sur la question du restraint et non-restraint, nous avons été amené à étudier ce sujet soumis encore à tant de controverses. Sur un terrain aussi brûlant, bien des gens se refusent à toute discussion ; ils ne voient qu'un principe, et des attaques passionnées remplacent les arguments scientifiques. Dieu merci, elle est loin de nous cette époque inhumaine où les aliénés, couverts de chaînes, croupissaient dans d'infects cabanons ; leurs fers sont tombés, ils ont été rendus au jour, à la lumière, et douceur et bienveillance ont succédé à rudesse et brutalité.

Nous sommes entrés dans une ère nouvelle; il est temps enfin de discuter avec calme et de rechercher sans parti pris le meilleur système pour la protection et le bien-être des malades. Le médecin aliéniste ne doit avoir qu'un but: le soulagement et, si possible, la guérison es infortunés confiés à ses soins. Que lui importent les clameurs d'une foule ignorante, s'il a sa conscience pour lui.

Qu'entend-on par non-restraint? Les médecins anglais désignent exclusivement sous ce nom le non-usage du restraint mécanique s'exerçant sur les membres, au moyen du gilet de force, d'entraves, etc. Ainsi, s'emparer par la force d'un malade agité, le transporter dans sa chambre et l'empêcher d'en sortir pendant un temps plus ou moins long, n'est pas considéré comme restraint, ce qui prouve combien est impropre le terme choisi. Car enfin, l'acte même de conduire un aliéné dans un asile et de l'y maintenir contre sa volonté, n'est-ce pas du restraint au premier chef? Mais la dénomination de restraint ou de non-restraint étant passée dans le langage courant, nous ne chicanerons pas davantage à ce sujet. Nous n'avons d'ailleurs l'intention que d'être un historien impartial et nous citerons simplement les faits tels qu'ils se présentent à nous.

Nous n'exposerons pas dans ses détails le système du non-restraint, cette description ayant été faite plus d'une fois par des plumes beaucoup plus autorisées que la nôtre, et nous nous contenterons de résumer le plus succinctement possible les idées de Conolly.

Partant de ce principe que tout aliéné vient à l'asile pour y être guéri, ou, s'il est incurable, pour être protégé et soigné, préservé de tout mal et calmé; admettant, d'autre part, que la camisole de force ne produit aucun de ces résultats, le médecin de Hanwell et ses successeurs délivrent de tout lien le maniaque le plus violent. Ils le rassurent par quelques paroles bienveillantes et le font conduire au bain, puis au réfectoire. Tant que le malade peut rester libre avec bénéfice pour lui-même et sécurité pour les autres, on se borne à le couvrir de vêtements solides et à exercer sur lui une surveillance active. Si son état de violence constitue un danger sérieux, il est conduit dans la chambre capitonnée dont l'avantage, suivant Conolly, est de remplacer et le restraint mécanique et la force musculaire des gardiens. Mais comment s'opère la *seclusion?* Un certain nombre de gardiens s'assemblent sans bruit, attirent l'attention de l'aliéné et parfois lui persuadent de les suivre. Refuse-t-il, il est saisi rapidement, transporté dans la chambre et déposé sur le sol capitonné. Dès qu'il devient plus calme, on lui offre soit de la nourriture, soit une boisson quelconque et l'on tâche de l'apaiser par de douces paroles. Les malades qui ne veulent pas se coucher n'y sont pas contraints ; on les munit de bons vêtements, de chaussures chaudes et on les laisse circuler. S'ils appellent pendant la nuit, on leur demande où ils souffrent et ce qu'ils désirent ; voyant que l'on s'occupe d'eux et qu'on n'est animé que d'intentions bienveillantes à leur égard, ils finissent par s'endormir. « C'est ainsi, dit Conolly, qu'on n'entend plus ces cris et ces hurlements qui troublaient si souvent les quartiers. L'ancien système plaçait tout aliéné violent ou agité au rang d'animal dangereux ; le nouveau système le considère comme un malade dont le cerveau et les nerfs sont en souffrance et qui doit être ramené à la santé, au bien-être et à la raison. » Dans un asile dirigé suivant les principes du non-restraint, les gardiens doivent être nombreux et doués de qualités solides ; aussi Conolly attache-t-il la plus grande importance à leur choix, dont le médecin seul aura la responsabilité, car il a besoin d'aides pleins d'entrain et de santé, d'un caractère doux et d'un grand bon sens. C'est sur eux qu'il se repose des détails de chaque jour. Ils doivent être actifs et vigilants, prévenir les accidents, s'opposer aux accès de violence et se faire les compagnons de leurs malades, en s'efforçant de les amuser, de les calmer et de les diriger ; notant avec soin leur démarche, leurs actes, leurs paroles, rapportant au médecin leurs besoins et leurs désirs, sans laisser passer inaperçus les indices d'amélioration, et tout cela s'accomplira avec gaîté et un empire complet sur soi-même. Le Dr Conolly déclare, d'après sa longue expérience, qu'il n'est pas difficile de trouver et de conserver de tels hommes, si on les choisit avec un sérieux discernement et si on les dirige avec bienveillance et équité. « Tous les moyens variés que je décris, dit-il, semblent, si on les examine en particulier, de peu d'importance, quelquefois même fatigants dans leurs détails ; ils n'en forment pas moins, dans leur ensemble, un système complet n'ayant qu'un seul but, et c'est grâce à eux que l'organisation entière de l'asile, que les faits et incidents de chaque jour deviennent partie intégrante du traitement. Tout acte d'un surveillant, toute parole d'un homme sain d'esprit à un aliéné, sont conformes à un plan que dirige le médecin en chef, plan qu'exécutent dans ses détails des aides actifs et sûrs, et qui n'a qu'un objet : le bonheur des malades, le soulagement ou la guérison des soucis et des troubles de l'âme, la restauration du calme et de la puissance de l'esprit. » Conolly, animé d'une sincérité profonde et de la plus pure philanthropie, se voua tout entier à son œuvre : la répression des abus, le bien-être des malades. Cela suffit à lui assurer le respect de la postérité et à le classer parmi les bienfaiteurs des aliénés. Mais nous ne saurions admettre qu'on le considère comme le créateur du traitement moral que plus d'un médecin illustre a pratiqué avant lui et dont on retrouve les germes dès la plus haute antiquité. Prenons par exemple deux hommes dont les écrits ont pu pénétrer jusqu'à nous, Celse et Cælius Aurelianus, et nous trouverons dans l'œuvre de ces grands maîtres plus d'un principe qu'on applique aujourd'hui comme chose nouvelle. Les hommes changent, les siècles passent, mais les idées reviennent.

Celse, dans les soins à donner aux aliénés, attache la plus grande importance au traitement moral. Un des premiers points, suivant lui, est d'enlever les malades à leur milieu habituel; la raison leur revient-elle, il les fait voyager tous les ans. Pour les agités, il conseille l'isolement dans une chambre séparée, soit éclairée, soit obscure. N'est-ce pas déjà le système auquel les Anglais ont donné le nom de *seclusion ?* Chez certains aliénés, Celse croit la réprimande et la menace nécessaires, mais, en général, il préfère entrer dans la folie du malade, au lieu de la combattre, et le ramener ainsi, par degrés, à la raison. S'agit-il d'un homme de lettres, on a recours aux lectures propres à captiver son attention et à réveiller les sensations éteintes. Les malades qui refusent les aliments seront placés au milieu de convives et peut-être le goût de la nourriture renaîtra-t-il. Quant aux moyens coercitifs, ils sont inutiles pour ceux qui n'ont qu'un délire de paroles ou peu d'agitation, mais les violents sont attachés et mis par suite hors d'état de nuire à eux-mêmes ou à ceux qui les entourent. Les aliénés rebelles sont domptés par le jeûne, les chaînes et les châtiments. Ces derniers conseils jettent une ombre au tableau, mais avant de condamner leur auteur il faut se reporter aux mœurs de l'époque où il vivait.

Cælius Aurelianus prescrit aussi l'isolement ; le malade sera placé, loin de tout bruit, dans un endroit faiblement éclairé, aux fenêtres élevées et de préférence au rez-de-chaussée pour éviter les chutes. Toutes allées et venues dans la chambre sont sévèrement interdites. « Pour apaiser la fureur, il est parfois nécessaire de paraître céder à la volonté des malades. » Aussi les gardiens sont-ils soigneusement choisis, habilement entraînés. « Ils devront user d'adresse et de patience, en entrant dans les idées des malades, comme s'ils y ajoutaient foi, afin de pouvoir, semblant acquiescer aux unes, combattre les autres avec plus d'efficacité. On évite par là de les irriter, ce qui aurait lieu inévitablement, si l'on n'avait que des contradictions à opposer à leurs chimères. » Plus d'une fois Cælius Aurelianus insiste dans ses écrits sur les qualités que doivent présenter les gardiens : douceur, obéissance, honnêteté. Ce sont les mêmes désirs exprimés plus tard par Conolly et par tant d'autres. Il serait certes à souhaiter que tous les gardiens pussent être d'une douceur à toute épreuve, d'une patience angélique, désirant uniquement le bien-être des malheureux confiés à leurs soins. Mais la perle est rare au fond des mers et la trouver est difficile.

D'après les préceptes de Cælius Aurelianus, le lit des malades doit avoir la tête tournée contre la porte, de manière à ce que la vue des entrants ne puisse augmenter leur excitation ; au besoin, il sera solidement fixé. Dans les cas de délire furieux où les malades cherchent à s'élancer de leur lit, plusieurs gardiens demeureront auprès d'eux. Ce n'est qu'à la dernière extrémité, ou lorsqu'on manque de gardiens, que l'on doit se résoudre à user des liens, mais on a soin de recouvrir de laine les parties sur lesquelles portera la constriction. Un aliéné se trouve-t-il en liberté, en proie à une vive excitation, comment l'empêcher de nuire ? Plusieurs gardiens se réunissent, l'abordent, sans lui inspirer de défiance, et, à un signal donné, se rendent maîtres de lui. Ne sont-ce pas là les principes indiqués dans les ouvrages des partisans du non-restraint?

Les personnes que le malade paraît craindre ou respecter n'auront avec lui que des entrevues intermittentes, pour conserver leur ascendant ; celles qui lui inspirent de l'aversion seront éloignées, leur vue seule étant capable de produire l'agitation. Le traitement moral n'attire pas moins l'attention du grand observateur ; il conseille la lecture à haute voix, les spectacles, les discussions philosophiques, les jeux, enfin, au moment de la convalescence, le changement de milieu et les voyages.

Cælius Aurelianus est donc, dans l'antiquité, le champion du non-restraint, avec les différences que lui imposent les mœurs de l'époque. Il exige, pour les malades, de la douceur et des soins éclairés ; il réclame des gardiens un caractère bienveillant et un soigneux entraînement à leur tâche, enfin il proscrit avec indignation les traitements barbares alors en usage. Quand il fait attacher les aliénés, c'est pour leur propre sûreté et pour celle de ceux qui les entourent, et encore il prend des précautions pour que les liens ne puissent leur causer aucune blessure. Il semble même préférer le restraint manuel au restraint mécanique, si l'on s'en rapporte à la phrase suivante : « *Et facilius sit ægros ministrantium manibus quàm inertibus vinculis retinere.* » Rien n'est nouveau sous le soleil.

Mais la civilisation romaine s'effondre et disparaît sous le flot envahissant des barbares. Une ère nouvelle commence, et les principes de douceur sont vite oubliés. La médecine mentale subit pendant des siècles l'impression des idées superstitieuses du temps ; les malades sont regardés comme possédés du démon, et plus d'un périt sur les bûchers ; les autres sont chargés de chaînes et soumis à la flagellation. A peine quelques hommes éclairés osent-ils élever la voix en leur faveur, et Jean Wier, pour l'avoir fait, est accusé de sorcellerie.

Puis, les temps changent, les siècles de scepticisme succèdent aux siècles de foi, les aliénés ne sont plus livrés aux flammes. Mais leur supplice n'en est que plus long ; ce sont désormais des êtres gênants dont on veut se débarrasser à tout prix, et les cabanons, les chaînes et les coups sont là pour les réduire et étouffer la voix de la justice et de l'humanité. Et ce ne sont pas seulement les gens de rien, les manants, qui sont soumis à cet horrible traitement, les princes eux-mêmes ne sont pas épargnés, et l'on a vu un roi d'Angleterre frappé sur l'ordre de son médecin transformé en bourreau. Ce n'est qu'à la fin du dix-huitième siècle, au milieu des convulsions violentes d'où devait sortir une société nouvelle, que se produisit la révolution pacifique qui rendit aux aliénés leur qualité d'êtres humains, dignes de respect et de commisération. Pinel parut.

Nous ne retracerons pas ici la grande figure du médecin philanthrope, et nous ne parlerons pas de son œuvre, travail que nous avons déjà entrepris dans notre thèse inaugurale.

A l'époque même où Pinel commençait en France sa réforme immortelle, les principes d'humanité étaient prêchés en Angleterre par William Tuke, le chef d'une dynastie d'hommes dévoués à l'amélioration du sort des aliénés et dont l'arrière-petit-fils, le Dr Hack Tuke, porte dignement le nom illustre. Parmi les asiles les plus mal tenus de la Grande-Bretagne, parmi ceux où les malheureux séquestrés étaient soumis aux traitements les plus barbares, on citait l'asile de la ville d'York, fondé en 1772. En 1791 y fut placée une malade appartenant à la Société des Amis ; sa famille résidant assez loin d'York, les membres de la Société demandèrent l'autorisation d'aller la visiter de temps en temps ; cette autorisation fut refusée, et bientôt la malade mourut, d'une façon qui ne laissa pas que d'inspirer des soupçons. Un des membres de la Société, William Tuke, songea alors à la création d'un asile où les aliénés seraient traités suivant les lois de l'humanité. Une visite à l'hôpital Saint-Luke, où il vit des malades étendus sur la paille et enchaînés, le fortifia dans son dessein. Telle est l'origine de la Retraite d'York. La construction de cet établissement fut résolue en avril 1792 et des fonds réunis à cet effet.

La pierre de fondation porte l'inscription suivante :

HOC FECIT

AMICORUM CARITAS IN HUMANITATIS

ARGUMENTUM

Anno Dñi M. D. C. C. XCII.

Le traitement moral fut considéré à la Retraite comme de la plus haute importance et toute brutalité fut désormais proscrite. Pour les directeurs, l'abus de la force physique était chose inutile, et tous leurs efforts s'appliquèrent à distraire l'esprit des malades, à les traiter autant que possible comme des êtres raisonnables, à gagner leur confiance et à mettre en jeu ce qui restait de leur intelligence.

La bienveillance échouait-elle absolument, on avait alors recours, bien qu'à regret, à des moyens de restraint appliqués avec douceur ; souvent, au lieu de camisole, on faisait usage d'une ceinture mollement rembourrée, à laquelle étaient fixés les bras. La coercition était regardée comme un mal pouvant retarder la guérison, mais un mal parfois nécessaire. En 1813, Samuel Tuke publia la *Description de la Retraite d'York.* « Le grand principe de l'établissement, dit-il, est la douceur envers les malades. De ce qu'un homme déraisonne sur certains points, il n'en résulte pas qu'il doive être considéré comme plongé dans un état complet de dégradation intellectuelle, ou comme inaccessible aux sentiments de bienveillance et de gratitude. Quand un aliéné ne fait pas ce qu'on lui commande, il est certes très facile de le terrasser et d'avoir recours aux liens et aux chaines. Mais la Société des Amis consulte plutôt l'intérêt du malade que les aises du gardien, et son but est de diriger l'aliéné en éveillant chez lui des sentiments de reconnaissance envers ceux qui le gouvernent.... Aux effets de la douceur s'ajoutent ceux d'une occupation continue. Les femmes sont employées autant que possible à la couture, au tricot, aux travaux domestiques, et quelques convalescentes aident les gardiennes. Pour les hommes, on choisit les travaux physiques qui peuvent leur être le plus agréables et, en même temps, les plus éloignés des illusions de leur maladie.... C'est là un exemple de courage, de patience et de bonté qui ne peut être trop loué ou trop largement répandu et qui, nous en sommes convaincus, doit propager peu à peu une méthode de traitement plus douce et meilleure. »

Samuel Tuke prit une part active à la direction de la Retraite pendant plus de quarante ans, dévoila les abus de l'asile d'York et contribua puissamment par ses écrits au mouvement en faveur des aliénés. En 1811, visitant un « *work-house* » dans le sud de l'Angleterre, il trouva, dans un petit préau situé à peu de distance du bâtiment principal, quatre cellules à peine assez larges pour contenir une personne et au fond de chacune, une planche fixée au mur et servant de lit. Dans deux de ces cellules, tout ce qui pouvait pénétrer d'air et de lumière passait par un grillage en fer placé dans la porte, en sorte que l'on ne pouvait empêcher l'entrée de l'air froid qu'en obscurcissant complètement la pièce. Dans chaque cellule une femme était enfermée. « Je ne puis, dit Samuel Tuke, peindre mes sensations et mon étonnement, quand je vis que ces malheureuses étaient absolument nues. Le temps était extrêmement froid et la nuit précédente le thermomètre avait marqué seize degrés au-dessous de la glace (— 8°,8 C.). L'une de ces infortunées créatures gisait sous un peu de paille, sans couverture d'aucune sorte pour la défendre du froid. » Une autre avait la jambe enchaînée à sa planche. Toutes se plaignaient amèrement de la température.

Et pourtant un Comité avait été nommé cinq ans auparavant (1806) pour s'informer de l'état des aliénés en Angleterre. Sir George Paul, un des membres les plus actifs de ce Comité, constatait, dans une lettre au secrétaire d'Etat, qu'il n'y avait guère de paroisse étendue où l'on ne trouvât un malheureux fou, rendu furieux par les mauvais traitements, enchaîné dans la cave ou le grenier du *work-house*, attaché au pied d'une table, à un poteau dans les communs, ou bien encore enfermé dans quelque ruine inhabitée ; la folie du malade était-elle inoffensive, on le laissait errer à demi-nu et à moitié mort de faim, par les rues et les grandes routes, en butte aux huées de la populace et objet de raillerie de la part d'êtres vulgaires, ignorants et grossiers.

Le 28 avril 1815, M. Rose, portant devant le Parlement la question des maisons particulières d'aliénés, cita le cas d'une jeune femme parfaitement inoffensive, bien que son état réclamât quelque restraint ; elle fut trouvée étendue sur le sol, pieds et poings liés. Il était donc nécessaire d'instituer un Comité, chargé d'inspecter les asiles et de proposer un règlement meilleur. Le Comité fut formé et l'asile d'York inspecté le premier. Des actes barbares étaient commis dans cet établissement depuis sa fondation; ils furent dévoilés par treize hommes courageux (parmi lesquels MM. Higgins et Tuke) qui, résolus à faire à tout prix la lumière, s'instituèrent gouverneurs de l'asile en payant chacun la somme requise de vingt livres. Un jour, M. Godfrey Higgins, après avoir visité les chambres des malades, se rend à la cuisine et aperçoit une porte dissimulée. Il donne l'ordre de l'ouvrir, ce qui n'est fait qu'avec une certaine hésitation ; apparaissent alors quatre cellules qu'on lui avait cachées jusque-là. La première était de huit pieds et demi carrés, absolument sombre une fois la porte fermée, et d'une puanteur presque intolérable. Ces cellules étaient occupées la nuit par treize femmes, pour le moment à l'étage supérieur. Etant monté auprès d'elles, M. Higgins les trouve dans une pièce longue de douze pieds sur sept pieds et demi de large, avec une fenêtre qui, ne s'ouvrant pas, ne peut permettre la ventilation.

On constata qu'à l'asile d'York, sur 365 décès, 221 seulement étaient signalés; qu'un malade étant mort, son corps avait été enlevé précipitamment pour éviter une enquête; enfin de nombreuses irrégularités étaient journellement commises dans la comptabilité au profit du superintendant.

L'état de l'hôpital de Bethlem n'était pas plus satisfaisant. Dans une des galeries des femmes, les membres du Comité trouvèrent environ dix malades, le pied et la jambe fixés au mur par une chaîne, leur unique vêtement consistant en une sorte de couverture flottante; ni bas ni chaussures. Beaucoup de femmes étaient enfermées dans les cellules, liées et sans vêtements. Dans l'aile des hommes, une pièce contenait six malades maintenus au mur par une chaîne; cinq portaient des menottes, et l'un d'eux avait le bras et la jambe droite fixés à la muraille; pour tout vêtement, ils n'avaient qu'une couverture, et la pièce présentait l'aspect d'un chenil. Dans une cellule se trouvait un malade du nom de Norris, homme jadis vigoureux et violent. Son gardien l'avait attaché avec une longue chaîne qu'il avait fait passer à travers le mur, de façon à la manier de la chambre voisine, et à diriger l'aliéné suivant son bon plaisir, tout en restant hors d'atteinte. Le malheureux ayant enveloppé sa chaîne de paille, le gardien lui mit autour du cou un solide cercle de fer, dont partait une courte chaîne passant dans un anneau fixé à une grosse barre de fer de plus de six pieds de hauteur et rivée au mur; la chaîne pouvait glisser verticalement dans cet anneau; autour du corps était fixée une solide barre de fer d'environ deux pouces de large; de chaque côté de cette barre était une saillie d'où partaient des liens qui, entourant les bras, les maintenaient contre les côtés du corps. Il était possible au malade de se soulever et de s'appuyer contre le mur, mais il ne pouvait en écarter le pied, ni faire un pas, ni même s'étendre à terre. Il vécut ainsi douze ans, et, retiré de son cachot, ne jouit qu'un an de sa délivrance.

Mais Bethlem et York n'étaient pas les seuls établissements où les malades fussent traités comme des bêtes fauves. A Bethnal Green, on les frappait à coups de pied et de poing. Plusieurs femmes furent trouvées enchaînées sur leurs lits, nues, avec une mauvaise couverture de bure. L'une d'elles, à ses moments d'excitation, était enfermée au fond de la cour, dans une ancienne niche à cochons, exhaussée à son intention. Elle y restait souvent plusieurs semaines; parfois on la fixait dans une crèche, pieds et poings liés, avec une chaîne passée deux ou trois fois autour du corps. Lorsqu'elle marchait, une barre de fer était placée entre les jambes pour prévenir la fuite; cette barre était rivée à chaque cheville, et une chaîne montant entre les jambes la réunissait aux menottes. De plus, sur l'ordre du propriétaire de l'établissement, un gardien l'attachait de temps en temps dans une crèche et la fouettait. « J'ai vu, dit un témoin, le sang jaillir sous les coups. »

Dans un asile privé visité par le Comité, sur quatorze malades, un seul ne portait ni entraves, ni menottes, et tous, hormis trois, étaient maintenus constamment dans leurs chambres.

Le rapport du Comité fut présenté par M. Rose, le 11 juillet 1815. Un Bill proposé à la suite de ce rapport fut adopté par les Communes et rejeté par les Lords.

Le 13 juin 1827, M. R. Gordon attira l'attention de la Chambre des Communes sur la condition des aliénés pauvres dans le comté de Middlessex, signalant surtout l'état effrayant de leur misère dans les paroisses de Marylebone et St-Georges, à Londres. L'année suivante, revenant sur le même sujet, il signala le *White House*, à Bethnal Green, où les malades croupissaient dans des crèches toute la journée du dimanche; le lundi matin, ils étaient traînés dans la cour et plongés brusquement dans l'eau froide, même par les temps de gelée. Et pourtant les investigations du Comité prouvèrent que cet établissement, tout mauvais qu'il fût, était encore bon, si on le comparait à quelques autres. Dans une maison située à moins de cinq mille de Londres, on trouva deux malades dans les communs, et trois autres attachés par les bras, les poignets et les jambes; ils étaient meurtris et couverts de haillons. M. R. Gordon crut donc nécessaire la présentation d'un *Bill* pour « affermir et amender les divers *Acts* sur les asiles de comté, et améliorer le traitement des aliénés pauvres. » Le *Bill* fut adopté aux Communes et porté à la Chambre Haute par Lord Malmesbury; le pouvoir pour inspecter les établissements était transféré du Collège des Médecins à quinze Commissaires métropolitains nommés par le secrétaire de l'intérieur. Cet *Act* fut adopté le 15 juillet 1828.

Mais pendant que les membres du Parlement cherchaient à prévenir par des lois les faits effrayants dont les asiles étaient le théâtre, des médecins courageux se mettaient résolument à l'œuvre et, s'attaquant aux abus, appliquaient les principes de douceur préconisés par Pinel et William Tuke. C'est à Lincoln et à Hanwell que furent imposés d'abord les principes du non-restraint. L'asile de Lincoln fut ouvert en 1821; le Dr Charlesworth était le

***

médecin visitant. Dès son arrivée, il chercha à adoucir le sort des malades, et, en 1828, établit que le gilet de force ne serait appliqué que sur l'ordre écrit du médecin ; la même année, il demanda aux médecins de l'asile de rechercher les moyens d'améliorer les procédés de restraint alors en usage, les moyens surtout de se passer du gilet de force. En avril 1829, dans le cinquième rapport de l'asile de Lincoln, nous trouvons les phrases suivantes : « Les docteurs ont spécialement dirigé leur attention vers les modes de coercition et de restraint, persuadés que les conséquences en sont néfastes pour les malades. . . . . . Ayant examiné les instruments en usage, ils ont détruit tous ceux qui pouvaient provoquer une forte irritation, et espèrent réaliser à ce point de vue une amélioration de plus en plus grande. »

En 1829, un rapport du mois d'août constate que l'état général des malades est devenu tellement satisfaisant, que l'usage du gilet de force est presque tombé en désuétude.

Le 28 mars 1831, dans son septième rapport annuel, le Dr Charlesworth s'exprimait ainsi : « Jusqu'ici on s'imaginait que le seul but d'un asile d'aliénés était d'assurer le maintien dans l'établissement de ces malheureux êtres, par n'importe quels moyens, quelque inhumains et quelque durs qu'ils fussent. Cette manière de voir tend à disparaître, et l'exact degré d'habileté d'un superintendant, dans le traitement des aliénés, sera mesuré au peu d'usage qu'il fera des moyens de restraint. . . . .
Pas plus tard que le 24 novembre dernier (1830), il n'y avait aucun malade en restraint, et cette heureuse circonstance s'est depuis renouvelée plus d'une fois. »

Et dans le neuvième rapport, avril 1833 : « Le but permanent dans l'établissement est de se dispenser des procédés de restraint, ou de les améliorer autant que possible. »

Enfin, en août 1834 : « J'éprouve, dit le médecin visitant, une grande satisfaction à constater qu'un seul homme a été soumis au restraint depuis le 16 juillet, et encore pour quelques heures seulement. »

A cette époque, M. Hadwen était chirurgien de l'asile et occupait cette place depuis quinze mois ; il quitta Lincoln en juillet 1835 et reçut à son départ les remerciements des directeurs, pour le petit nombre de cas où il avait eu recours au restraint à l'égard des malades confiés à ses soins. Le Dr Robert Gardiner Hill, qui le remplaça, suivit la même voie et put bientôt dire que, pendant une période de vingt-quatre jours, aucun malade n'avait été soumis au restraint, ni renfermé dans une chambre. En 1836, aucun procédé de restraint ne fut mis en usage pendant trois mois ; et enfin, en 1837, le Dr Hill exprimait sa confiance dans l'abolition complète et prochaine du restraint mécanique. C'est ainsi que fut établi à Lincoln le système du non-restraint. D'après les rapports des médecins, il en résulta une grande amélioration dans la condition des malades ; la tranquillité de l'asile s'en accrut et le nombre pes accidents et des suicides diminua considérablement. Pourtant le nouveau système fut, pendant quelque temps, compromis par certains mécomptes ; des luttes entre des malades et leurs gardiens eurent pour résultat divers accidents plus ou moins graves, et il est fort probable qu'une réaction aurait suivi si cet essai n'avait pas été poursuivi à Hanwell par le Dr Conolly, sur une plus vaste échelle et avec un succès beaucoup plus considérable.

Conolly vint à Hanwell en 1839. Profondément intéressé par la tentative des Drs Charlesworth et Gardiner Hill, il employa, avant de prendre possession de son poste, ses quelques jours de liberté à visiter les asiles publics ; dans tous, excepté à Lincoln, divers modes de coercition étaient mis en usage. «Ma visite à l'asile de Lincoln, dit-il, et mes conversations et correspondances avec Charlesworth et Gardiner Hill, ainsi que mes rapports fréquents avec Sergeant Adams, membre du Comité de Hanwell, qui portait beaucoup d'intérêt aux procédés en usage à Lincoln, m'ont fortement confirmé dans la croyance que le restraint mécanique pourrait être aboli avec sécurité et avantage dans n'importe quel asile ; et je pris possession de mes fonctions comme médecin résidant et superintendant à l'asile de Middlessex, à Hanwell, le premier juin. Dans beaucoup d'asiles, on avait prêté quelque attention à l'œuvre de M. Hill, mais je remarquais que ses vues étaient reçues avec défaveur, et parfois avec un esprit hostile, ou même une tendance à les ridiculiser; et je constatais aussi qu'elles étaient regardées avec défiance par les médecins de Hanwell.

« Toutefois, l'agitation produite par une question aussi nouvelle que l'abolition de ces modes de restraint qui, de temps immémorial, avaient formé une partie du traitement quotidien, avait amené, du moins à Hanwell, un emploi un peu moins extravagant des instruments coercitifs jusque-là mis en usage. Après le premier juillet, lorsque je demandai un rapport journalier du nombre de malades en restraint, il n'y en avait jamais plus de dix-huit par jour, chiffre qui paraîtra peu important sur huit cents malades ; après le 31 juillet, le nombre n'en dépassa jamais huit ; après le 12 août, un seulement, et à partir du 12 septembre, on n'eut plus jamais recours au restraint. »

A l'arrivée de Conolly à Hanwell, les instruments de restraint, disséminés dans les divers quartiers, étaient au nombre d'environ 600, pour la moitié des entraves et des menottes. Les gardiens peu nombreux, mal payés, ne connaissaient pas leurs devoirs, les malades se trouvaient, par suite, mal surveillés, d'où querelles, combats, blessures et autres accidents. Aucune attention n'était donnée aux soins de propreté, ni à la nourriture. La ventilation était défectueuse, les malades couchaient sur des lits de paille, remplis de puces et de vermine, et l'infirmerie, mal placée, manquait de tout confort. Bientôt des changements notables vinrent donner une autre face à l'administration de l'asile.

La nourriture fut plus saine, plus abondante, les diverses parties de l'établissement furent ventilées et aérées, le nombre des gardiens accru, leurs gages augmentés ; ils furent choisis avec un soin plus scrupuleux. Dès lors, la surveillance étant active et efficace, les aliénés ne furent plus abandonnés à eux-mêmes dans les quartiers et les cours. L'habillement et la literie devinrent l'objet de soins minutieux. Les malades incapables de s'occuper ou rebelles à tout travail allèrent à la promenade au dehors, et les cours sombres furent converties en jardins. On introduisit dans la maison les récréations, les amusements, les services religieux.

Pendant que Conolly pratiquait à Hanwell son œuvre humanitaire, les Commissaires métropolitains ayant reçu, par un Bill de juillet 1842, des pouvoirs plus étendus, se livraient à une enquête approfondie sur l'état des asiles en Angleterre et dans le Pays de Galles, et publiaient un rapport détaillé en 1844.

Dans ce rapport, ils énumèrent les opinions des superintendants sur la question du restraint ; les uns tiennent pour, les autres contre. « Huit des superintendants qui emploient hardiment le restraint ont émis l'opinion que, dans quelques cas, il est aussi salutaire que nécessaire, et aussi bien un agent de précaution qu'un remède ; trois d'entre eux ont déclaré qu'il est moins irritant que la contention par les mains, et l'un d'eux le préfère à la *seclusion* . . . .

« Quant aux asiles où l'usage du restraint est absolument abandonné, dans quelques-uns, nous l'avons constaté, les malades étaient tranquilles et à l'aise; dans d'autres, au contraire, en proie à une excitation et à un trouble inaccoutumés . . . .

« Depuis l'automne de 1842, un malade et un superintendant ont été tués ; une surveillante si sérieusement blessée que sa vie a été jugée en danger imminent (Maison du Dr P..., à Kensington) ; un autre superintendant a été mordu si fortement qu'il dut subir l'amputation du bras et faillit mourir; deux gardiens ont été si grièvement blessés, que leur vie a été en péril. Ces blessures et accidents ont été causés par des malades dangereux, et quelques-uns se sont produits dans des asiles où le système de non-coercition est volontairement pratiqué ou adopté par déférence pour l'opinion publique. »

A la suite du rapport est donné le résumé des opinions des médecins et superintendants des asiles sur la question du restraint ; voyons d'abord les arguments de ceux qui réclament un non-restraint absolu :

« 1° Leur pratique est la plus bienfaisante et la plus heureuse pour l'aliéné ; ils emploient la douceur au lieu de a répression pendant la période d'excitation, et, dès la période de calme, encouragent les malades à exercer leurs facultés, pour parvenir à se diriger complètement eux-mêmes.

« 2° La guérison obtenue par cette méthode a plus de chance d'être permanente, et en cas de tendance à rechute, le malade sera plus en état de résister à un retour de l'affection.

« 3° Le restraint mécanique est d'un mauvais effet moral ; il dégrade le malade dans sa propre estime, prévient tout effort de sa part, et empêche la guérison.

« 4° L'expérience démontre que la tranquillité est plus grande dans les asiles où le restraint est entièrement aboli.

« 5° Le restraint mécanique rend possibles de graves abus de la part des gardiens qui, souvent, y ont recours pour s'éviter de la peine et qui, même bien disposés envers les malades, ne sont pas aptes à juger jusqu'à quel point ils peuvent employer ce système.

« 6° Les aliénés peuvent être surveillés d'une manière aussi efficace sans le restraint mécanique ; pour le supprimer, il n'est nécessaire aux superintendants que de se procurer un personnel plus nombreux et d'établir dans l'asile un meilleur système de classement ; quant au surcroît de dépense qui peut en résulter, ce n'est pas une chose à considérer, lorsqu'il s'agit du bien-être des malades. »

D'autre part, les médecins et superintendants qui adoptent le non-restraint comme mesure générale, mais admettent des exceptions dans les cas extrêmes, donnent les raisons suivantes pour l'emploi occasionnel d'une légère coercition :

« 1° Il est indispensable de posséder ou d'acquérir, aussi vite que possible, un certain degré d'influence et d'autorité sur les malades pour leur faire observer certaines règles salutaires établies dans leur intérêt.

« 2° Bien qu'autorité ou influence soient imposées la plupart du temps par bienveillance et persuasion, il est des cas fréquents où ces moyens échouent complètement. Il est alors nécessaire d'avoir recours à autre chose, et de montrer au malade que, à défaut de sa bonne volonté, le superintendant a le pouvoir de le contraindre.

« 3° Un judicieux emploi d'autorité, allié à la bienveillance et quelquefois à l'indulgence, a souvent mieux réussi que toute autre méthode.

« 4° Il a été constaté en maintes circonstances que l'emploi occasionnel d'un léger restraint mécanique a eu pour résultat le calme pendant le jour et la tranquillité la nuit.

« 5° Il empêche mieux que toute surveillance les malades d'exercer des sévices sur eux-mêmes ou sur les autres.

« 6° La surveillance des malades, surtout dans les grands établissements, dépend nécessairement des gardiens, en qui on ne peut toujours avoir confiance et dont la patience, en cas de violence extrême, est souvent vite épuisée. Dans de telles occasions, un restraint modéré rend plus complète la sûreté des gardiens et contribue davantage à la tranquillité et au bien-être des autres malades.

« 7° Dans beaucoup de circonstances, un restraint mécanique modéré irrite moins l'aliéné, et a moins de chance de l'épuiser, que le fait de le maintenir par la force manuelle, ou de le transporter et de le confiner dans un réduit où on lui laisse la liberté de s'agiter violemment pendant des heures.

« 8° La dépense nécessitée par un grand nombre de gardiens est impraticable dans les asiles où on ne reçoit qu'une petite quantité de pauvres.

« 9° L'emploi occasionnel d'une légère coercition, surtout dans les cas de grande agitation, a en plus cet avantage qu'il permet au malade de se promener à l'air libre, au lieu de rester confiné.

« 10° Le système du non-restraint ne peut être mis sûrement à exécution sans un surcroît de dépenses considérable, point de vue important, si l'on désire se former une opinion exacte des avantages qui doivent résulter de l'adoption ou du rejet d'un tel système.

« 11° Le bénéfice du malade, si réellement il existe, n'est pas la seule chose à considérer; on doit rechercher s'il n'est pas acheté au prix du danger que courront et le malade lui-même, et ses gardiens, et les autres aliénés, une fois le restraint aboli.

« 12° Quand un malade est emmené de force et enfermé dans une chambre étroite ou une cellule, c'est évidemment une coercition sous une autre forme et sous un nom différent, et l'effet moral qui en résulte est tout aussi mauvais que celui produit par le restraint mécanique. »

Tels sont les arguments donnés à cette époque pour ou contre le non-restraint et réédités dans toutes les discussions que ce sujet à fait naître depuis lors. Dans leur rapport de 1847, les Commissaires métropolitains déclarent que le sort des aliénés est amélioré, mais que, dans beaucoup d'établissements privés et dans quelques établissements publics, on a recours à un restraint sévère et inutile.

Le rapport de 1854 donne une série de réponses intéressantes à une lettre-circulaire adressée aux superintendants de presque tous les asiles d'Angleterre et du Pays de Galles, sur la question du non-restraint; le rapport conclut que, comme résultat général de toutes les informations ainsi recueillies, on peut affirmer que l'abandon du restraint mécanique, reconnu inutile et nuisible aux malades, est en pratique la règle de tous les établissements publics du royaume, même de ceux où le système du non-restraint, en tant que principe abstrait n'admettant ni déviation, ni exception, n'a pas été adopté en fait. « Pour nous, ajoutent les commissaires, nous sommes convaincus depuis longtemps, et nous avons agi fermement d'après cette conviction, que la possibilité de se dispenser du restraint mécanique dans le traitement des aliénés est, pour la grande majorité des cas, une simple question de dépense, et que son emploi continu et systématique, dans les asiles et maisons autorisées où il existe encore, doit être attribué en grande partie au manque d'espace convenable, aux dispositions architecturales défectueuses, à un état-major insuffisant de gardiens propres à ce service, et très souvent à toutes ces causes réunies. Nos vues mûries sur ce sujet seront mieux comprises par l'exposition de la marche que nous avons suivie dans l'exercice de nos fonctions comme inspecteurs. Nous avons pris pour règle de dissuader très vivement de l'emploi du restraint mécanique sous n'importe quelle forme. Partout où nous l'avons trouvé en usage, notre pratique uniforme a été de faire une enquête minutieuse sur les circonstances et les raisons alléguées pour s'en servir et d'insister pour le recours aux autres moyens variés que l'expérience, dans d'autres maisons, a prouvé être d'une substitution efficace. . . . .

« Quant à la chambre de *seclusion*, son usage occasionnel pour de courtes périodes, principalement durant les paroxysmes de l'épilepsie, ou dans la manie violente, est en général regardé comme bienfaisant. D'autre part, nous ferons observer que la facilité donnée à un gardien dur ou indolent de se débarrasser par la *seclusion* des malades ennuyeux et sujets à de violentes attaques, au lieu de prendre la peine d'adoucir leurs sentiments irrités, et d'occuper leur excitation par l'exercice et le mouvement, nous ferons observer, disons-nous, que cette facilité rend la *seclusion* passible d'abus considérables, et qu'en pratique elle laisse la porte ouverte, bien qu'à un degré moindre, à toutes les objections qui s'appliquent aux formes plus rigoureuses du restraint mécanique. Nous sommes donc d'avis que, lors même que la *seclusion* est employée comme moyen de calmer un malade, on ne doit y recourir qu'avec l'agrément et la sanction directe du médecin, et dans ce cas même, limiter de beaucoup sa durée. L'expérience nous a aussi montré que, excepté pour les paroxysmes de l'épilepsie, et dans quelques cas où il existe une propension déterminée au suicide, l'utilité des chambres matelassées n'est pas aussi grande qu'on l'a supposé un moment, et que, pour l'excitation maniaque, la *seclusion* dans une pièce commune ou un dortoir de grandeur modérée, dont on aura enlevé tout objet propre à fournir des instruments de violence ou de destruction, et qui pourra être aisément rendu obscur, si besoin est, sera généralement propre à répondre à toute éventualité. . . . . »

Les opinions émises par les Commissaires métropolitains en 1854 sont, on le voit, bien différentes de celles que l'on rencontre dans le rapport de 1844. Ils hésitaient alors, présentant les raisons qui plaidaient le pour et le contre; maintenant ils sont les adversaires du restraint, et étendent même le principe, car ils combattent la *seclusion* et les *padded-rooms*, sans lesquelles, disait Conolly, on devrait se demander si l'abolition du restraint est praticable dans un vaste asile.

Si nous recherchons les réponses faites aux questions posées par les Commissaires, nous constatons que sur 117, 72 sont résolument en faveur du restraint mécanique, et 4 pour son emploi dans les cas chirurgicaux; 12 n'expriment aucune opinion, enfin 29 réclament l'abolition totale, absolue; les vrais partisans du non-restraint ne forment donc que le quart. Quant à la *seclusion*, la grande majorité des superintendants la considère comme utile en certains cas; quelques-uns la rejettent absolument, et d'autres plaident spécialement en sa faveur. Parmi ces derniers le Dr Bucknill prône la *seclusion*, et comme mode de traitement, et comme moyen de coercition. Employée comme mode de traitement, elle doit être rendue aussi agréable que possible ; les chambres seront bien éclairées et installées de façon à permettre le travail et les distractions. Dans certains cas, la *seclusion* au lit peut être employée avec avantage. Comme moyen de coercition, on y a recours à l'égard des malades animés de mauvais instincts.

La même année que le rapport dont nous venons d'exposer les parties principales, c'est-à-dire en 1854, paraissait un mémoire fort important de M. le Dr Hack Tuke ; il avait pour titre :

« The progressive changes which have taken place since the time of Pinel in the moral management of the insane, and the various contrivances which have been adopted instead of mechanical restraint. » (Prize essay 1854.)

Le Dr Hack Tuke déclare d'abord qu'il désire être un historien impartial et non l'avocat de l'une des parties contendantes. « Devons-nous affirmer comme certains écrivains, dit-il, que le restraint est nécessairement synonyme de barbarie, et que l'abolition de son usage, dans un asile donné, suppose le seul emploi de la douceur et des moyens moraux. Nous travaillons tous dans un but commun, et il n'y a rien à gagner, mais beaucoup à perdre, si l'une des parties taxe l'autre d'inhumanité, et appelle cruauté une divergence d'opinion sur les moyens les plus aptes à réprimer les emportements maniaques. »

Nous sortirions des bornes de notre travail en essayant de faire ici le résumé de cet ouvrage important, où le Dr Tuke, à la suite d'un voyage sur le continent (1853-54), expose le traitement des aliénés dans divers pays d'Europe, Ayant visité la France dans l'hiver de 1853, il remarque que la plupart des médecins y considèrent le restraint comme nécessaire et bienfaisant, et il cite, à l'appui de son dire, le rapport de M. Battel sur les asiles de Paris, rapport où le traitement français est opposé à l'anglais, et où la préférence est donnée à la camisole de force sur les chambres de *seclusion*. Le Dr Tuke loue l'intérêt et l'esprit philosophique de ce rapport, mais, ajoutet-il, « M. Battel, établissant un parallèle entre les systèmes anglais et français, affirme que les Français ont la camisole et la *seclusion*, les Anglais la *seclusion* seule; quand M. Battel parle de cellules ou chambres séparées comme employées par les Français, il parle d'une chose tout à fait différente de ce qu'on entend en Angleterre par ces termes. La cellule de l'asile parisien est une simple chambre avec un lit; la confondre avec nos chambres soigneusement protégées, vides, capitonnées, serait de la mauvaise foi. Il n'y a ni à Bicêtre, ni à la Salpêtrière, une seule chambre séparée, sans lit, et préparée pour un malade violent, non restraint. Il n'en existe pas davantage à Charenton. Beaucoup d'arguments employés contre le restraint cesseraient d'avoir aucune force, s'il existait des chambres de *seclusion* convenablement préparées. Laisser un malade violent, sale, avec idées de suicide, seul dans sa chambre à coucher, est tout autre chose que de le placer dans une chambre capitonnée, dépourvue d'objets qu'il puisse abîmer, ou à l'aide desquels il lui soit possible de se blesser, enfin de le soumettre à une surveillance active au moyen d'un guichet. M. Battel craint qu'un malade à idées de suicide n'atteigne son but en se frappant violemment la tête contre la muraille, appréhension parfaitement justifiée dans les asiles de Paris, mais sans fondement aucun si le malade est placé dans une chambre suffisamment capitonnée, et soumis à une surveillance efficace. Il est clair que, si une expérimentation doit être faite du système du non-restraint, elle doit l'être dans les conditions spécifiées par ses champions. Autrement il est impossible de décider s'il est praticable ou non. »

Après avoir décrit l'état de la question dans les divers asiles d'Angleterre, le Dr Tuke, à la fin de son travail, expose les moyens propres à remplacer le restraint mécanique. Il faut d'abord assurer le caractère moral du gouvernement de l'asile; en ce cas, le non-restraint est praticable et bienfaisant; sinon, le système, bien que sonnant haut et agréablement à l'oreille publique, n'entraîne avec lui qu'un avantage très douteux. Le gardien doit être bien instruit de ses devoirs et avoir appris à se dominer dans les situations souvent irritantes où il se trouvera placé; son caractère moral doit être irréprochable et ses dispositions naturelles humaines. Ceci est plus important que les qualités physiques, bien qu'elles ne doivent en aucune façon être dédaignées dans le choix des gardiens; plus d'une lutte, en effet, entre gardien et malade, sera évitée, si ce dernier est d'avance convaincu de l'inutilité absolue de tout essai de violence. Dans quelques asiles où le non-restraint est en usage, un nombre suffisant de gardiens est toujours prêt, et sur un coup de sifflet de celui qui a la charge immédiate du malade, ils entourent ce dernier qui n'offre généralement pas de résistance, et se laisse conduire à la chambre de *seclusion;* s'il résiste, il est entraîné sans risque de blessure pour lui et les autres. Nul gardien n'est autorisé à frapper un malade, à lui parler avec violence ou dureté. Dans un asile de non-restraint, le nombre des gardiens doit évidemment être plus considérable que dans les établissements dirigés suivant l'ancienne méthode. Les agités y seront séparés avec soin des malades tranquilles, des mélancoliques et des convalescents.

Le Dr Tuke décrit avec soin les chambres de *seclusion*, les *padded-rooms*, la manière dont les murs sont capitonnés. Dans beaucoup de cas, suivant lui, le malade, qui auparavant frappait, donnait des coups de pied et poussait des hurlements, se trouve subitement calmé, une fois en *seclusion*. Le silence complet de la chambre, l'absence d'excitation, l'impossibilité de léser quelqu'un ou de briser quelque chose, semblent le convaincre de l'entière inutilité de céder à ses impulsions. Les malades violents seront revêtus de vêtements solides qui ne se puissent déchirer; ceinture de cuir autour de la taille, maintenant le vêtement, serrure en arrière; semelles minces pour empêcher les blessures par coups de pied. Si le malade se promène dans sa chambre et refuse de se mettre au lit, il est préférable dans beaucoup de cas, en suivant la méthode du

Dr Conolly, de le laisser faire sa propre volonté, et de lui emprisonner les pieds dans une paire de chaudes chaussures à serrure. Enfin, la surveillance exercée par le personnel de l'asile doit être active, constante et efficace.

Nous n'avons pu malheureusement que résumer dans ses grandes lignes, et au point de vue qui nous occupe, le mémoire du Dr Hack Tuke. C'est un travail consciencieux, impartial, indiquant nettement l'état de la question et empreint de la plus pure philanthropie; on ne pouvait attendre moins du descendant de William Tuke, le fondateur de la Retraite d'York.

N'ayant pas l'intention d'examiner tous les rapports des Commissaires métropolitains, car nous nous exposerions à des redites, nous citerons simplement quelques lignes du rapport de 1873. « L'emploi du restraint est pour ainsi dire aboli dans les asiles, excepté pour les cas chirurgicaux, et lorsqu'il est nécessaire de nourrir les malades de force. Dans trente-huit asiles sur les cinquante-quatre visités l'an dernier, aucun restraint n'était signalé ; dans dix, on y avait eu recours à l'égard de vingt-deux malades pour les raisons précédemment énoncées, et dans les six autres asiles pour prévenir le suicide ou la manie destructive. »

A l'asile de Wandsworth, le rapport constate que dans une période d'environ seize mois, trente-trois hommes et douze femmes ont eu les mains recouvertes de gants pour les empêcher d'attenter à leur vie ; quatre hommes et une femme ont été soumis au restraint pendant la nuit, deux pour tendances au suicide et un pour violence. A Colney-Hatch, un épileptique très dangereux était en restraint au moyen de menottes et d'une ceinture, et le registre constatait qu'il était en cet état pendant la journée depuis neuf mois. Sur dix autres aliénés également enregistrés, l'un avait eu les mains attachées et un autre avait porté des gants à deux cent cinquante-trois reprises.

Les Commissaires se prononcent contre l'emploi de la *seclusion ;* la valeur, suivant eux, en a été fort exagérée ;

bien souvent on en use sans nécessité, les malades la considèrent comme une punition, et pour les gardiens elle remplace avantageusement les soucis d'une surveillance active. Dans nombre d'asiles on n'y a plus recours.

Les rapports des Commissaires métropolitains ont, comme on peut le voir, beaucoup de points communs ; ils suivent tous le courant dirigé contre toute mesure de rigueur à l'égard des aliénés. Pour beaucoup la *seclusion* même n'est plus un bien, elle n'est qu'un moyen de répression, une forme dissimulée de restraint. Lorsqu'on est sur une pente glissante, il est malaisé de s'arrêter en chemin, et cette horreur obstinée de tout ce qui pourrait restreindre le malade doit fatalement aboutir à la liberté pleine et entière. C'est là le principe des établissements d'Ecosse où est pratiqué le système des portes ouvertes, système que l'on peut définir le comble du non-restraint.

Le système des portes ouvertes, dit système écossais, bien qu'il soit loin d'être adopté dans tous les asiles de l'Ecosse, a des adversaires résolus et des défenseurs fanatiques. Nous croyons nécessaire d'indiquer rapidement sur quelles bases il repose. L'effort des rénovateurs se porta d'abord contre les cours des asiles ; elles furent dénoncées comme des foyers d'agitation où les malades violemment excités, errant dans un étroit espace, devenaient une source permanente de gêne et d'irritation mutuelles. Les murs qui les entouraient furent donc abattus, et ne vinrent plus mettre un obstacle aux désirs de l'aliéné. Que les temps sont changés ! Jadis le grand Pinel, ayant enlevé les chaînes des maniaques violents, se félicitait du succès de son entreprise ; ces hommes, que l'on considérait comme des bêtes fauves, et dont on n'approchait qu'en tremblant, avaient en grande partie retrouvé le calme, et on les voyait errer tranquillement dans les cours de Bicêtre, revêtus du gilet de force. Près d'un demi-siècle plus tard, Conolly, dont le nom respecté n'est prononcé qu'avec une sainte vénération par les plus fanatiques partisans du système du non-restraint, célébrait les bienfaits des *airing-courts* où les malades agités, une fois libérés du gilet de force, se promenaient paisiblement, aspirant l'air pur et la liberté. Eh bien ! c'est aujourd'hui contre ces cours si vantées que l'on mène une campagne ardente, et ceux qui prennent leur défense sont traités d'arriérés. *Excelsior*, telle est, en toutes choses, la devise de l'humanité ; mais qu'on y prenne garde, souvent la liberté ne mène qu'à la licence.

L'abolition des *airing-courts* ne fut qu'une étape ; bientôt on s'attaqua au système lui-même. Des gardiens se reposant sur des tours de clef et des barres de fer n'ont pas besoin, dit-on, de surveiller les malades ; de plus ils ont le caractère et l'aspect de geôliers ; supprimons les verrous, et ces mêmes geôliers deviendront les compagnons des aliénés. De plus ceux-ci auront un moindre désir de s'échapper ; sous le régime actuel, leur esprit est constamment tendu vers l'espérance d'une porte ouverte, et ils guettent sans cesse l'occasion favorable. Mais que les portes ne soient plus closes, il n'est pas désormais d'instant plus ou moins favorable pour prendre la fuite, et ce désir, naguère continuel, s'émousse et disparaît. L'expérience, en effet, a fait reconnaître que la seule pensée d'être renfermé est suffisante pour donner l'envie de sortir, et il en est de l'aliéné comme de l'homme sain. Nous nous permettrons une remarque à propos de cette dernière observation des partisans du système écossais. Les prisonniers ont, et cela est bien naturel, le désir de s'échapper dès qu'ils se sentent sous clef, mais les portes ouvertes, perdront-ils l'idée de s'enfuir, et ne la mettront-ils pas à exécution à la première occasion ? Nous craignons fort qu'il n'en soit ainsi pour plus d'un aliéné, et nous préférerions ne pas leur en donner la tentation.

Pour changer le cours d'idées des malades et détourner autant que possible leur esprit des pensées de fuite et de complète indépendance, les fondateurs des asiles à portes ouvertes prônent les travaux des champs, qui en plus donnent la force et la santé ; dans ce but, de vastes fermes sont attachées aux établissements. Ce système n'est du reste pas nouveau. Pinel conseillait déjà les exercices physiques et les occupations au grand air, et de nos jours, dans plus d'un asile de l'Europe, des malades sont employés aux travaux des champs. Nous ne nous étendrons pas davantage sur le système dit écossais, et n'ayant pas visité d'asile dirigé suivant ces principes, nous ne nous permettrons pas de formuler une opinion absolue ; nous nous contenterons de dire que ce système est loin d'être approuvé par la majorité des médecins aliénistes de la Grande-Bretagne. Il a d'ailleurs amené plus d'un accident : il y a peu d'années, un malade ayant quitté un asile où rien ne s'opposait à sa sortie, pas même la surveillance des gardiens, on a retrouvé son cadavre sur la voie ferrée. Dernièrement encore, un superintendant écossais, ardent avocat du système des portes ouvertes, était en même temps partisan de la répression énergique, par les punitions, des écarts des aliénés. Etrange contraste, prôner à la fois la violence et la liberté.

Mais revenons au but de notre travail, à la question du non-restraint, et voyons si les médecins actuels de la Grande-Bretagne l'envisagent exactement de la même manière que ceux de la génération précédente. Vers l'époque de notre séjour à Londres, un des plus éminents aliénistes de cette ville, le Dr Savage, s'est trouvé en butte aux violentes attaques du journal le *Times*, et accusé dans cette feuille, par le Dr Bucknill, de recourir fréquemment au restraint mécanique. Il sembla étrange à plus d'un de voir prendre pour type de médecin rétrograde le Dr Savage, un des apôtres du traitement moral et des mesures de douceur envers les aliénés.

L'ancien médecin chef de Bethlem fut du reste bientôt vengé des accusations de cruauté portées contre lui. Le rapport des Commissaires métropolitains constate que l'augmentation récente du restraint à Bethlem doit être plutôt attribuée à la présence simultanée dans les quartiers d'un nombre exceptionnellement considérable de malades pour qui le restraint avait été jugé nécessaire, qu'à un changement délibéré de pratique ; de plus cet établissement est voué surtout au traitement de cas récents et aigus, et contient une plus large proportion de malades excités, violents et à idées de suicide.

Ces attaques intempestives contre un médecin estimé et estimable ont eu pourtant un heureux résultat, celui de faire naître une intéressante discussion à la Société médicale d'Edimbourg, le 8 novembre 1888. Le Dr Yellowlees, médecin de l'asile de Gartnavel, ayant abordé résolument la question du restraint, plusieurs directeurs d'asile prirent à leur tour la parole, et exposèrent leurs vues mûries sur ce sujet. Nous tâcherons de donner un court extrait de la discussion.

Après avoir rappelé les attaques passionnées dirigées contre le Dr Savage, et fait remarquer que sa conduite avait été sanctionnée par les Commissaires métropolitains, lors de leur visite à Bedlam, le Dr Yellowlees recherche d'où provient cette frappante divergence d'opinion. Apparemment de ce que les hommes âgés sont plus proches de cette époque où le restraint était le trait le plus proéminent du traitement horrible et cruel auquel étaient soumis les aliénés. Leurs impressions sont plus vivantes que les nôtres. Ils se rappellent combien ardente fut la lutte avant l'émancipation des aliénés, et ils sont prêts, à la moindre provocation, à renouveler le combat et à pousser le vieux cri de guerre. Mais ceux qui sont plus éloignés de cette grande révolution sont aussi plus aptes à en apprécier le vrai caractère ; les hommes qui ont pris part à la lutte ne peuvent encore aujourd'hui considérer le sujet avec calme. Ils disent que, même si en des circonstances spéciales le restraint est nécessaire, ils ne peuvent, ne veulent, et n'osent pas s'en servir ; ils ont tant vu de ses désavantages que rien ne peut les forcer à y recourir. On peut comprendre cette pensée, et y sympathiser chez ceux qui ont été témoins des horreurs de la période du restraint. Mais si ce point de vue peu philosophique et peu sage était correct, ce devrait être une raison concluante contre l'usage du chloral, de l'opium ou de l'hyosciamine; on ne devrait jamais prescrire d'alcool, parce qu'il y a eu des ivrognes; ni l'exercice, parce que l'excès a pu produire la mort; ni la nourriture, parce qu'il y a eu des gloutons. Il est inutile de raisonner avec des gens qui, de l'abus d'une chose, concluent à l'illégitimité de son emploi. Même ceux qui savent que dans l'intérêt d'un malade ils doivent recourir au restraint, s'y refusent sous prétexte qu'ils ne peuvent oublier. Le Dr Yellowlees a entendu raconter par l'un des Commissaires anglais qu'il y a environ vingt ans, il vit un aliéné maintenu à terre par deux gardiens, nuit et jour, parce qu'il était déterminé à s'arracher les yeux; il fit des observations au superintendant, disant qu'il serait plus humain et plus sûr d'attacher les mains de cet homme. Mais le superintendant déclara qu'il ne s'était jamais servi du restraint, et ne s'en servirait jamais. Le résultat fut, qu'en dépit d'une surveillance constante, le malade finit par s'arracher les yeux. Peut-être existe-t-il encore des gens aussi obstinés; ils accepteraient le restraint pour ce qu'ils nomment raisons chirurgicales, par exemple pour empêcher toute lésion ultérieure des globes oculaires détruits, tandis qu'avec une étrange inconséquence ils le condamneraient entièrement s'il avait pour but de prévenir la mutilation. Le restraint serait considéré comme mauvais tant que le malade fait des efforts pour attenter à lui-même, mais comme parfaitement correct dès qu'il y a réussi. Le Dr Yellowlees demande donc que les médecins soient libres de juger les cas où cet emploi est nécessaire. Quant aux formes du restraint, curieuse est la différence d'opinion entre l'Ecosse et l'Angleterre. En Angleterre, les gants rembourrés sont regardés comme restraint et doivent être enregistrés comme tels; en Ecosse, ils ne sont pas considérés comme restraint, même fermés par une serrure. Dans le cas du Dr Savage, le Dr Bucknill écrit: « Dix-huit malades furent soumis au restraint dans l'espace d'un mois. » Sur ces malades, dix avaient des gants, quatre des gilets maintenant les bras le long du corps de manière à empêcher la liberté des mains, deux avaient le *dry-pack* et les deux autres ce qu'on appelle le dry-pack modifié. Le Dr Yellowlees admet l'usage des gants, qu'il ne considère pas comme restraint mécanique. Pour lui, le restraint est justifiable dans quatre cas :

1° Lorsque les impulsions au suicide sont très fortes ;

2° Dans les accès de violence extrême et exceptionnelle ;

3° Dans les cas de manie destructive intense ;

4° Enfin, lorsque les aliénés ne prennent aucun repos, circulent sans cesse dans leur chambre et se tuent ainsi lentement et comme si on leur accordait de se suicider. Veut-on préserver leur vie, il faut leur procurer du repos ; on peut recourir au lit de protection du Dr Lindsay, de Perth, ou bien au restraint manuel, mais ce dernier n'est ni aussi fidèle, ni aussi efficace, ni aussi doux, ni aussi sûr que le restraint mécanique. « Je ne suis pas, conclut le Dr Yellowlees, l'avocat du restraint mécanique, et, dans les cas ordinaires, je le regarde comme peu utile et mauvais, car ce n'est pas ce qui convient le mieux aux malades. Je le crois nécessaire dans des cas très exceptionnels, mais nous ne pouvons accepter qu'on nous impose des règles pour son emploi. Nous réclamons une entière liberté d'action pour tout médecin instruit et consciencieux qui essaie d'agir au mieux de l'intérêt de ses semblables. . . . .

« Il est simplement absurde de dire que nous avons le droit d'administrer au malade les plus mortelles potions, mais ne pouvons jamais être autorisés à lui attacher les mains, ou à l'emmailloter dans des couvertures et le fixer dans son lit. »

L'opinion du Dr Yellowlees fut approuvée par la Société, dont la majorité des membres émit l'avis que le restraint pouvait être employé lorsqu'il était nécessaire, mais dans ce cas seulement. On ne doit, du reste, y avoir recours, comme à tout moyen médical ou chirurgical, qu'après un profond examen des conséquences, et à la suite de mûres réflexions ; enfin, sous aucun prétexte, et dans aucun cas, il n'en sera fait usage sans un ordre direct du médecin.

Nous nous serions fait un reproche de ne pas reproduire les arguments émis par le Dr Yellowlees et les membres de la Société médicale d'Edimbourg, car il sont frappés au coin du bon sens et de la vraie philanthropie. La même thèse se trouve exposée dans le 43e rapport des Commissaires métropolitains (juin 1889), où nous trouvons les lignes suivantes : « L'emploi du restraint n'est pas interdit, bien qu'il soit loin d'être encouragé par les statuts en vigueur ; les précautions salutaires exigeant qu'on enregistre soigneusement tout recours au restraint, en ont beaucoup réduit l'usage ; cependant nous ne pouvons le condamner toujours et sans exception, car agir ainsi serait contraire aux intérêts des malades eux-mêmes. Il y a, suivant nous, quelques cas où il est nécessaire, et une forme douce de restraint mécanique (gants, manches ou camisole) est parfois préférable au restraint manuel, et moins irritante. Nous désapprouvons toute espèce de restraint mécanique dans le but d'économiser des gardiens, ou simplement pour empêcher la destruction des vêtements ou de la literie... »

Les Commissaires métropolitains admettent par conséquent le restraint dans les cas indispensables. Le même principe se trouve exprimé dans la nouvelle loi sur les aliénés, qui est entrée en vigueur en Angleterre au mois de mai 1890. Cette loi, dans beaucoup de ses parties, a été assez défavorablement accueillie par le public médical, mais nous n'avons pas à l'examiner ici, et nous reproduirons simplement les règles relatives à la question qui nous occupe :

« Les moyens mécaniques de restraint corporel ne seront appliqués que dans un but médical ou chirurgical, et pour empêcher les aliénés de se porter à des violences sur eux-mêmes ou sur les autres.

« Dans chaque cas sera signé un certificat médical décrivant les moyens employés, et les raisons qui y ont fait recourir.

« Le certificat sera signé par le superintendant.

« Un rapport quotidien et circonstancié concernant chaque cas sera envoyé tous les trois mois aux Commissaires. »

C'est la première fois, dans l'histoire de l'aliénation en Angleterre, que le restraint mécanique est formellement reconnu par un Act du Parlement. La raison doit en être recherchée dans le changement qui s'est produit dans les esprits. Le principe immuable du non-restraint a eu autrefois sa raison d'être; lorsque Conolly est arrivé à Hanwell, on avait encore recours aux chaînes, et les aliénés, dans un grand nombre d'asiles, étaient traités avec autant de barbarie que si Pinel n'avait pas accompli sa grande œuvre, que si William Tuke n'avait pas prêché la douceur et l'humanité. Pour rompre définitivement avec ces coutumes d'un autre âge, pour prévenir à jamais leur funeste retour, il fut bon d'établir des règles absolues. Mais les temps ne sont plus les mêmes, et il n'est pas aujourd'hui, nous osons l'affirmer, un directeur d'asile qui aurait la pensée de recourir à ces procédés si cruels, si peu dignes d'un homme éclairé. Il est étrange de voir exprimer à cet égard des craintes puériles, et d'entendre taxer de rétrogrades ceux qui réclament le droit pour tout médecin aliéniste de recourir exceptionnellement au restraint, lorsqu'il le juge absolument indispensable. Camisole, *seclusion*, force manuelle, ne sont que des formes différentes de restraint, et celui qui a mission d'assister un malade doit être seul juge du traitement à appliquer. S'il est un principe vrai, un seul dont on n'a jamais le droit de s'écarter, c'est de se souvenir qu'on a charge de soigner, et si possible de guérir, un malheureux dont la raison est égarée; dans ce but, qu'on réunisse tout son savoir, toute son âme, et, quels que soient les moyens employés, on sera toujours sûr d'avoir fait son devoir.

PARIS.— IMPRIMERIE V. GOUPY ET JOURDAN, RUE DE RENNES, 71.

www.ingramcontent.com/pod-product-compliance
Ingram Content Group UK Ltd.
Pitfield, Milton Keynes, MK11 3LW, UK
UKHW020422220726
13923UKWH00005B/2106

9 782019 641634